ÉTUDES

SUR

LE MAL DE MER.

PAR

LE DOCTEUR **A. Causit**,

Ancien interne des hôpitaux de Paris.

. . . . Quæque ipse miserrima vidi ,
Et quorum pars magna fui !
Virg., Æneid. lib. II.

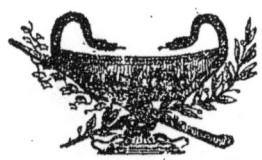

MONTPELLIER,

IMPRIMERIE L. CRISTIN ET Cᵉ, RUE DU FOUR-GENIÉS, 4.
1852.

ÉTUDES

SUR

LE MAL DE MER.

ÉTUDES

SUR

LE MAL DE MER.

PAR

LE DOCTEUR **A. Causit,**

Ancien interne des hôpitaux de Paris.

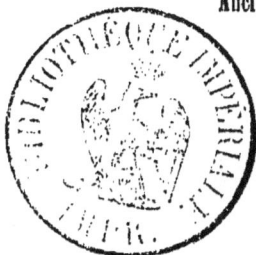

> .... *Quæque ipse miserrima vidi ,*
> *Et quorum pars magna fui !*
> VIRG., Æneid. lib. II.

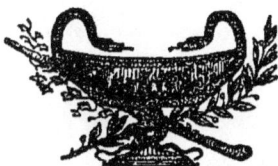

MONTPELLIER,

IMPRIMERIE L. CRISTIN ET Ce, RUE DU FOUR-GENIÉS , 4.

1852.

Avant-Propos.

Ayant eu une occasion favorable d'étudier le mal de mer, j'ai cru bien mériter de mes Concitoyens, et remplir un devoir sacré que d'enregistrer mes observations, afin de les soumettre au public médical et aux gens du monde qui souvent ont l'occasion de mettre à profit les conseils salutaires que l'art peut leur fournir sur cette matière.

Dans ce travail, qui s'adresse plus particulièrement aux personnes qui pourraient se trouver dans la nécessité d'affronter les péripéties d'un voyage plus ou moins long sur mer, notre intention n'est pas de discuter uniquement une à une les diverses théories émises jusqu'ici sur la production de cette affection.

Il nous a semblé que la marche déjà suivie en des recherches semblables était vicieuse, dans ce sens qu'on s'était trop apesanti sur la partie théorique et systématique, pour glisser trop rapidement sur la partie qui a trait à la thérapie. Aussi, après avoir établi et défini ce que dans le cas actuel on doit entendre par traitement, insisterons-nous dans la recherche de toutes les causes capables de jeter une certaine lumière sur l'institution de ce dernier, et tâcherons-nous de fixer d'une manière plus précise les idées des gens du monde, sur tout ce qui se rattache à cette aberration et à ce trouble momentanés de la santé de l'homme.

ÉTUDES

SUR

LE MAL DE MER.

DU MAL DE MER.

Le mal de mer est une affection caractérisée par le trouble des organes digestifs et encéphalique, produite par le mouvement du navire et attaquant généralement ceux qui n'ont pas encore navigué, cessant peu de jours après le départ du port, ou aussitôt après qu'on a rejoint ce dernier. Cette définition, nous ne nous

le dissimulons pas , a le tort de bien d'autres ,
celui de ne pas embrasser tous les cas possibles ;
en effet , il est des marins qui en sont atteints,
bien que déjà ils aient fait force campagnes
sains et saufs ; d'autres y sont sujets toutes les
fois que la mer vient à s'agiter ; malgré cela ,
notre définition embrasse la très grande généra-
lité des cas , et cela nous suffit.

DES CAUSES DU MAL DE MER.

De toutes les causes du mal de mer, la principale , celle que l'on a appelée *Cause déterminante* , réside évidemment dans les mouvements
du navire , désignés sous le nom de *Roulis* et
de *Tangage* (1).

Les auteurs sont assez généralement d'accord

(1) On appelle *Roulis* l'oscillation du navire d'un côté
à l'autre, et *Tangage* celle de l'avant à l'arrière ; on dit
qu'il donne de la *bande*, quand il marche *incliné* et *fixé
d'un côté* par le vent qui s'appuie sur les voiles

sur ce fait; mais leur divergence éclate d'une manière manifeste à l'endroit de son explication. Les *uns veulent* que les secousses imprimées à tout l'organisme aient pour effet principal d'ébranler idiopathiquement les organes de la digestion, de leur imprimer lentement de longs frottements, lesquels irriteraient les radicules nerveuses qui se distribuent au ventricule gastrique, et qui aussi, par suite de cette espèce d'irritation, seraient la cause prochaine du vomissement. Le point de départ aurait donc lieu, pour ceux qui professent cette manière de voir, dans la cavité abdominale (KÉRAUDREN).

Pour d'autres, l'effet des mouvements du bâtiment se ferait directement sentir sur l'encéphale, lequel provoquerait ensuite les vomissements. Ces derniers expliquent diversement la modification de cet organe.

Les *uns considèrent* que le sang afflue plus

abondamment vers le cerveau au moment où
le bâtiment, après avoir été rapidement élevé
par les flots, se trouve tout-à-coup précipité
dans les bas-fonds des montagnes aqueuses : ils
prétendent qu'il se passerait alors dans les vaisseaux sanguins, ce qui se passe pour le baromètre dont la colonne mercurielle s'élève de
quelques lignes dans un pareil mouvement
(VOLLASTON).

D'après *les autres*, ce serait par le canal des
yeux qu'arriverait la modification de l'organe
cérébral, lequel serait péniblement affecté à la
suite des éblouissements répétés qu'on éprouve
par la disparition et la réapparition subites
de la surface des eaux et de l'horison, qui paraissent danser aux yeux de celui qui les regarde
fixement. A l'appui de leur opinion, ils avancent
que le même effet est obtenu par le mirage
dans une glace qu'on fait osciller brusquement
tantôt à droite, tantôt à gauche (BOURRU).

D'*autres* enfin veulent que la crainte du danger et les vives émotions morales qu'on éprouve dans des circonstances aussi neuves, soient la cause de la modification encéphalique qui amène les vomissements (LARREY).

Avant d'agiter la question de savoir si c'est la lésion primitive du cerveau qui amène les vomissements plutôt que celle des nerfs de la cavité abdominale, nous allons exposer ce que l'expérience nous a permis d'observer sur le nombre de quatre cents hommes, relativement aux causes de cette maladie et à la succession de ses manifestations ou symptômes.

Nous avons constaté :

1° *Que ceux qui se plaçaient le plus loin du tuyau à vapeur,* qui pouvait être à peu près considéré comme le centre du mouvement, le pivot du balancier, soit qu'on ait en vue la direction antéro-postérieure, ou le sens transversal, étaient ceux qui ressentaient les premières atteintes du mal. Il va sans dire que quand nous donnons le tuyau pour centre du mouvement, nous entendons parler de la somme des mouvements totaux, car, à n'envisager que le mouvement produit par une seule oscillation, il est évident que le centre se trouve plutôt aux extrémités. Il ne s'agit donc que de l'endroit le plus immobile quant au résultat définitif.

2° *Que ceux* qui tout en se tenant à une distance raisonnable du tuyau, pour n'en pas éprouver les mauvais effets, ne s'en éloignaient pas trop, étaient les derniers atteints quand ils venaient à succomber à cette maladie.

3° Que ceux qui par suite d'idées préconçues ou communiquées étaient toujours à promener le long du bâtiment, étaient plus vite atteints que ceux qui restaient assis à l'endroit indiqué, sans cependant se priver de faire de temps en temps quelques tours de promenade.

4° Que ceux *qui se privaient le plus possible*

de regarder fixement, *soit l'eau*, *soit le ciel*, étaient dans de meilleures conditions que ceux qui faisaient le contraire.

5° Que le séjour sur le pont était préférable à celui de la batterie.

6° Considérant toutes les fonctions et phénomènes de la vie comme sous la dépendance d'une force unique que l'on a l'habitude d'appeler la force vitale, laquelle préside au jeu de tous les organes, il était naturel de penser qu'en entretenant le plus possible l'harmonie de la santé, et écartant autant que faire se pouvait, tout ce qui était capable de produire un dérangement quelconque, c'était ainsi ménager la force vitale et lui permettre de veiller plus spécialement, et de mieux concentrer ses efforts conservateurs sur le point attaqué dans ces circonstances nouvelles. Aussi mû par cette idée, je pu constater le mauvais effet des conditions signalées dans ce paragraphe et les suivants.

Ainsi, *la chaleur dardant sur la tête*, soit qu'elle provint du tuyau à vapeur ou de la machine qui donnait dans notre batterie, ou des rayons du soleil, m'a paru provoquer un mal de tête qui disposait fortement au vomissement.

7° *L'influence des refroidissements a été manifeste.* J'ai observé que quelques-uns de ceux qui, échauffés soit par la chaleur qu'il faisait parfois sur le pont, soit par celle de la machine, venaient à s'exposer à un courant d'air dans la batterie, en s'y livrant au repos du côté des fenêtres ouvertes, ne tardaient pas à éprouver les phénomènes précurseurs du mal de mer.

8° *Le refroidissement au creux de l'estomac* m'a paru avoir un très mauvais effet.

Je suis persuadé que plusieurs auraient complétement résisté au mal de mer, s'il eussent pu se garantir contre l'effet du froid qu'il était bien difficile d'éviter. Je m'explique, vu le grand nombre de personnes qui faisaient partie du convoi, le local destiné à nous loger pendant la nuit ou quand il faisait mauvais temps, se trouvant trop étroit, il en résultait qu'un tiers était obligé de passer la nuit à la belle étoile. Nous étions, en effet, divisés en trois catégories destinées chacune à veiller à tour de rôle sur le pont : c'est ce que nous appelions faire le quart, bien que l'expression de tiers eût été plus convenable. Les quarts du milieu de la nuit et du matin étaient très pénibles, vu la grande fraîcheur du vent, qui parfois était glacial. Il était bien difficile de ne pas être pris une fois ou autre par le froid, surtout quand on songe qu'en montant sur le pont nous venions de dormir dans un endroit où on était les uns sur les autres, et où par conséquent l'air, qui du reste ne pouvait circuler, était d'une chaleur étouffante. C'est alors qu'il eût été essentiel de suivre la température en se couvrant davantage.

Bien d'entre nous ont éprouvé un malaise très grand pour s'être ainsi abandonnés au sommeil ; quelques-uns plus prudents s'en sont en partie préservés autant qu'il était possible, en faisant tous leurs efforts pour résister au doux charme de Morphée, au moyen de promenades longtemps prolongées.

9° *Influence des qualités de l'air.* Serrés et pressés les uns contre les autres sur deux séries, dans un local à une seule ouverture, comme cela arrive dans certains bâtiments transporteurs de nombreux passagers, on doit comprendre combien le renouvellement de l'air doit se faire difficilement, et que par conséquent, il est éloigné de posséder les qualités requises pour être suffisamment réparateur.

Je regrette beaucoup, à ce propos, de n'avoir pas pris les dimensions en longueur et en hauteur de notre local, afin de savoir quelle était la quantité d'air que chacun avait à sa disposition

au sein du vaste Océan. Si je ne me trompe,
mon ami, le Docteur PRIEUR, a fait cette men-
suration : je compte sur lui pour me la
transmettre.

Dans les rapports de voyage de certains auteurs, nous voyons le mal de mer régner
manifestement d'une manière proportionnelle
à l'encombrement, sans que ceux-ci paraissent
s'arrêter avec toute l'attention voulue sur ce
rapprochement, détournés qu'ils en ont été par
d'autres effets bien plus remarquables : je veux
parler des maladies épidémiques qui quelquefois éclatent avec violence dans ces cas ; ainsi,
la fièvre gastrique catarrhale, vulgairement
désignée sous le nom de *fièvre typhoïde*, etc.

Et comment en serait-il autrement, quand
on songe aux conditions hygiéniques qu'ils
nous signalent. D'un côté, des demeures basses
dont le plancher est jonché de corps humains
qui se touchent en tous sens, tandis que le

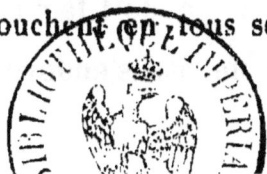

2

plafond est garni par ceux qui sont suspendus
dans des hamacs ; de l'autre, une seule ouverture béante sur le pont pour suffire au renouvellement d'un air corrompu par tant d'haleines
et par l'exhalation cutanée de tant de personnes !
N'est-ce pas là trop pour se sentir l'estomac
soulevé, atteint de nausées et même de vomissements.

Pendant les deux ou trois premiers jours, on
peut supporter cet état; mais aussitôt qu'auront
lieu les vomissements d'une partie des passagers,
on comprend que rester dans la batterie est
chose bien difficile. La mauvaise odeur y sera
si forte, qu'elle ne pourra bientôt plus être
habitée que par ceux qui sont en proie aux plus
violents vomissements et dont l'apathie est
devenue sans égale: on devra prendre le parti
de rester sur le pont. Si, fatigué par cette
manière de vivre, car on doit tâcher pendant
les nuits fraîches de ne pas s'endormir, et si

d'ailleurs peu content de recevoir parfois l'ondée au milieu du sommeil auquel on n'aura pu résister, si, dis-je, il arrive qu'on vienne à descendre dans la batterie, on en sera bientôt chassé par l'espèce de vertige et de nausée que causeront les odeurs repoussantes qu'on y sentira.

On parle beaucoup de *fièvres typhoïdes* ayant pour cause l'excessive étroitesse du réduit qu'habite le malheureux, de la mansarde de l'ouvrier. Les paroles et les écrits de mes maîtres et professeurs de Paris en font foi. Eh bien ! rien de semblable ne s'est passé chez nous, malgré les conditions plus désavantageuses dans lesquelles se trouvaient lors du plus fort des vomissements ceux qui la nuit couchaient dans la batterie. Il est vrai, qu'en revanche, on pouvait amplement se dédommager sur le pont.

10° Ceux qui par suite d'idées communiquées par les marins de l'équipage , *mangeaient autant* qu'ils *le pouvaient*, *et même se forçaient* un peu, se plaçaient dans de mauvaises conditions.

C'est une idée généralement reçue, non seulement parmi les gens du monde, mais encore parmi les médecins dont j'ai consulté les écrits, qu'il faut manger beaucoup, soit qu'on ait la maladie, soit qu'on l'attende de pied ferme. Pour mon compte, je ne saurais trop m'élever contre ce funeste usage. La raison et le bon sens physiologiques disent que sur un bâtiment en pleine mer, l'estomac est débilité, fatigué, moins apte à produire les contractions nécessaires à une bonne digestion. Il est donc évident que lui donner autant d'aliments que d'habitude, c'est le considérer à tort, comme toujours aussi capable d'accomplir la même somme de mouvements, et par conséquent faire ce qu'il faut pour amener les symptômes précurseurs du vomissement. Agir de la sorte, n'est-ce pas imiter celui qui voudrait marcher alors qu'il lui faut du repos, celui

qui imprimerait des mouvements à un membre
déjà enflammé et auquel convient l'immobilité
la plus absolue ? L'expérience n'a fait que confirmer ses idées ; et tous ceux qui les ont mises
en pratique n'ont eu qu'à s'en louer, tandis
qu'il est arrivé à beaucoup de ceux qui n'ont
pas voulu les prendre pour guide, de vomir
souvent immédiatement après le repas.

11° *Nous avons observé que ceux qui éprou-
vaient un malaise soit du cerveau, soit de l'estomac,
mais surtout de ce dernier, se trouvaient bien de
faire un peu diète*, jusqu'à complète disparition
de ces symptômes, ou du moins par prudence
de ne faire que des petits repas, de ne manger
qu'en fort petite quantité chaque fois, sauf à
y revenir un peu plus souvent, suivant l'effet
obtenu. *Dans ces cas, bien mâcher les aliments,
et arroser de beaucoup d'eau le vin*, m'a paru
d'une grande utilité.

A ce propos, je relaterai une circonstance
qui, je crois, doit avoir une grande influence

sur le malaise stomacal des jeunes marins qui
voyagent pour la première fois sur mer. Tout le
monde sait qu'on leur donne l'eau et le vin
séparément, et qu'ils sont forcés de les boire
sans pouvoir les mélanger, vu la construction
du local de l'eau, qu'ils ne peuvent extraire
qu'au moyen de la bouche. Il faut qu'ils fassent
alors ce que nous avons tous fait quand nous
sucions le lait de notre mère. En effet, le char-
nier (c'est le nom de l'espèce de barrique dans
laquelle se trouve l'eau) est garni, à sa cir-
conférence de quatre petits mamelons en plomb,
de la dimension d'une grosse plume, auxquels
ils doivent tous apposer, à tour de rôle, les
lèvres, pour en faire jaillir l'eau nécessaire à
se désaltérer. Par suite de cette disposition, ils
sont donc forcés de boire séparément le vin et
l'eau; et dans les préludes du mal de mer, où
l'estomac irrité fait quelquefois tout tourner à
l'aigre, il en résulte souvent une irritation plus

forte et des aigreurs plus tranchées. Tout le
monde sait, en effet, qu'il y a une grande
différence entre boire le vin pur ou mêlé d'eau.
Qu'on demande plutôt à la jeune fille affectée
de chlorose, chez laquelle existe alors une irritation gastrique à peu près analogue. Dans
l'impossibilité de mélanger l'eau et le vin,
beaucoup se trouveront bien, sur mon avis, de
mêler ce dernier au bouillon, et de faire ce que
dans nos campagnes on appelle *Chabrot*. Bien
que ce soit là une opération à laquelle on ré-
pugne quand on n'en a pas l'habitude, il n'en
est pas moins vrai qu'elle aura la propriété de
faire tomber l'irritation de l'estomac et d'éloigner les rapports acides. Un autre moyen se
présentera, dans ce cas, avec de grands avan-
tages : c'est de ne pas terminer le repas sans
aller boire de l'eau à chaque fois qu'on prend
un peu de vin, et même immédiatement après.

12° Larrey regarde l'*état moral du passager*

comme suffisant pour déterminer le mal de mer.
Sans élever cette cause à une si haute puissance,
nous ne lui en accordons pas moins une grande
valeur. Et si , en général , cette maladie a fait
si peu de victimes parmi nous, il faut bien croire
que nous étions dans les conditions morales
requises par ce savant auteur. Le peu de malades a été chose si frappante , que les marins
et les officiers de l'équipage n'ont pu s'empêcher d'en faire eux-mêmes la remarque.

Je regrette beaucoup de n'avoir pas trouvé
dans les divers auteurs qui se sont occupés de
cette matière , le chiffre exact de la proportion
qui existe entre ceux qui sont atteints de cette
maladie et ceux qui sont assez heureux pour
l'esquiver. Je présume que cette lacune vient
de ce que à peu près tout le monde est obligé
de payer son tribut à Neptune; dans cette sup-
position , il y aurait eu bien des dettes non
acquittées , car c'est tout au plus si un cin-
quième a été atteint du mal de mer.

D'autres causes ont été encore signalées.

Ainsi, 12° *les médecins admettaient autrefois que la cause du mal de mer résidait dans l'air de l'Océan.* Cette opinion ne peut supporter la discussion, car s'il en était ainsi, les marins qui stationnent souvent en rade par un temps calme, devraient avoir la maladie. Or, l'expérience prouve le contraire.

En outre, ceux qui naviguent sur des rivières ou des lacs extrêmement agités, ne devraient jamais y être sujets ; or, l'expérience prouve encore le contraire. L'humidité de l'air paraît cependant agir comme cause prédisposante.

L'opinion qui attribue le mal de mer aux odeurs bitumineuses qui se dégagent des cables et boiseries ne mérite pas plus de considération, en tant qu'exclusive ; que ces deux causes placent l'économie dans des conditions désavantageuses et puissent être classées parmi les prédisposantes,

c'est ce que nous admettons, d'autant plus vo-
lontiers, que pour nous tout agent de dérangement jouit de cette propriété. A ce propos, je
me rappelle que quand la fumée du tuyau à
vapeur se trouvait en contact avec mes na-
rines, je ressentais une aggravation dans le
malaise que j'ai éprouvé aux tempes et à l'estomac.

13° *Influence du tempérament, de l'âge,
du sexe.*

On admet généralement que le tempérament
lymphatique est moins prédisposé que le tempérament sanguin, et ce dernier moins que le
tempérament nerveux. Cette opinion n'est pas
la nôtre. Voici nos raisons :

Les mêmes auteurs qui admettent les tem-
péraments lymphatiques comme étant ceux qui
se trouveraient dans les meilleures conditions,
admettent aussi qu'un sentiment de peur, une
frayeur suffisent chez eux pour développer le

mal de mer. C'est ce qu'il est arrivé pour certains, disent-ils, par suite de l'idée seule d'une
tempête qu'ils prévoyaient ou qu'on leur annon-
çait, et cela même avant que rien ne fut changé
à la surface des eaux. Cette observation vient à
l'appui de notre manière de voir, en ce qui touche
les causes débilitantes morales, qui comme nous
l'avons vu précédemment, sont une cause puis-
sante du mal de mer. Tout le monde sait, en
effet, que le lymphatique est timide, craintif,
pusillanime, facile à abattre par une impression désagréable, tandis que le tempérament
nerveux réagit promptement contre le sentiment de la peur, du danger, et ne se laisse que
difficilement entamer par eux. D'ailleurs, l'estomac du lymphatique est surchargé d'humeurs
parfois âcres et irritantes, propres à favoriser
le vomissement, tandis que celui des personnes
nerveuses est sec comme tout l'ensemble de
leur économie.

Quant aux causes physiques que nous avons déjà exposées, il n'y a pas de témérité à dire que le tempérament nerveux leur présentera une plus grande résistance. Nous avons observé que ce dernier avait eu moins à souffrir pendant notre traversée ; à ce propos , je ne puis m'empêcher de citer, parmi mes amis, les noms suivants : 1° le professeur J....., de Bordeaux, si cruellement sujet à la migraine et aux crampes , douleurs nerveuses auxquelles il a été en proie pendant tout le voyage, et qui néanmoins a merveilleusement résisté au mal de mer, ainsi que l'avocat G......, de Grammat, et l'ex-directeur d'institution à Cahors , S.....

La différence des âges n'a pu être étudiée par nous sur une grande échelle , attendu que presque tous nous pouvions être considérés comme des hommes dans la vigueur de la vie. Cependant , il se trouvait parmi nous deux personnes qui , par leur air ingénu, enfantin, pouvaient passer pour des enfants ; ils avaient de 15 à 16 ans, et on ne leur en aurait pas donné plus de douze. Eh bien ! ils furent tous les deux atteints de la maladie. Peu de vieillards se faisaient remarquer ; je ne me rappelle que l'ami V...., à la figure jeune et austère, à la barbe longue et blanche, qui, malgré ses soixante-quatre ans, résista admirablement bien à la maladie.

Le tempérament sanguin allié au tempérament nerveux m'a paru constituer une alliance fort propre à la résistance contre cette maladie. C'est ainsi que l'avocat L....., de Loulié (Lot), Th....., *idem*, et L....., ex-rédacteur et gérant, de Villeneuve, ont pu l'éviter.

Je suis de l'avis de LEGRAND qui, à peu près seul, pense que les constitutions les plus robustes sont de celles qui résistent le mieux au mal de mer.

Quant au sexe, je n'en dirai rien : il n'y

avait pas de femmes parmi nous. Lors de ma seconde traversée, j'eus occasion d'en observer quelques-unes. En général, celles qui ont vomi étaient presque toutes lymphatiques.

Après avoir étudié en détail les causes nombreuses et variées du mal de mer, nous allons en examiner les symptômes, après quoi nous donnerons notre opinion touchant les diverses théories émises pour l'expliquer.

SYMPTOMES

DU MAL DE MER.

————

Les premiers jours qu'on passe en mer, quelque preste que l'on soit, on est tellement ballotté par les flots, qu'à moins de rester cloué à la même place, on est nécessairement exposé à faire des faux pas, à glisser, à rouler d'un côté ou d'autre, et souvent même à chuter. Heureux quand on rencontre quelque objet sous sa main pour s'y accrocher au moment voulu. Si l'on néglige alors les précautions que nous décrivons au chapitre du traitement préventif, tous ces accidents sont inévitables, et on est à peu près sûr d'avoir la maladie.

Voici les symptômes sous lesquels elle s'est manifestée à nos yeux, dans leur succession graduelle.

On sent un embarras à la tête, soit qu'il provienne de la secousse qui porte directement sur sa masse, soit qu'il résulte de l'éblouissement de la vue : les objets semblent vaciller et sont dans un état continuel de tournoiement; les yeux deviennent pesants, douloureux, languissants ; le cerveau semble comprimé par un poids très lourd ; sa faiblesse se manifeste par la paresse de toutes les facultés : les idées se troublent ; le jugement et la mémoire fonctionnent à peine; les forces s'affaissent ; on devient apathique, indolent, indifférent à tout; on cherche la solitude. Les lèvres deviennent jaunâtres, la face se décolore, le sang n'y étale plus le vermeil de sa couleur, les traits sont tiraillés, la physionomie exprime la soufrance.

Puis arrivent des bouffées de chaleur. La moiteur apparaît, surtout aux tempes, avec quelques frissons irréguliers. Des douleurs épigastriques, des tiraillements, de la cardialgie, des coliques, des spasmes, un état d'anxiété générale ne tardent pas à suivre les symptômes précédents ; enfin, on a des nausées, des gorgées d'une humeur plus ou moins acide montent jusqu'au gosier, les vomissements couronnent le tout. C'est alors que reportant ses désirs vers le lieu où les pensées sont ramenées par des affections et des souvenirs agréables, on voudrait ne s'être pas exposé à ces dangers, et qu'on se promet, ce qu'Horace a si bien exprimé dans ces vers :

O rus quando ego te aspieiam, quandoque licebit,
....
Ducere sollicitœ, jucunda oblivia, vitœ.

Il est rare que les vomissements durent au-
delà de deux ou trois jours ; on les a vu chez
certaines personnes persister pendant toute une
longue traversée, quelques-uns les éprouvent
toutes les fois qu'ils se mettent en mer, et sont
obligés de renoncer à la navigation. Ces derniers cas sont très rares et ne constituent que
l'exception, *surtout parmi les marins, cette
classe si nombreuse, si intrépide, si intéressante
par le courage qui lui fait supporter les privations
les plus longues, et braver des périls sans cesse
renaissants.* Quelquefois les douleurs du vomissement sont si fortes, qu'on a vu certaines
personnes qui avaient fait le voyage en pays
étrangers, renoncer au doux plaisir de revoir
leur patrie, plutôt que de s'exposer au mal de
mer dont ils avaient si cruellement souffert lors
de leur première traversée.

Cicéron nous offre un exemple bien frap-
pant des douleurs qu'il peut faire éprouver.

Sachant que MARC-ANTOINE avait envoyé POPI-
LIUS pour lui couper la tête, cet illustre orateur
se réfugia sur un vaisseau où il eut tant à
souffrir de cette affection, qu'il préféra re-
tourner à Gaëte où une mort certaine l'atten-
dait, que de supporter plus longtemps les souffrances d'un tel mal. *Et moriar, inquit, in
patriâ sœpè servatâ.*

Les plus privilégiés rentrent dans les catégories suivantes : tantôt on n'a que des vertiges,
des douleurs épigastriques ou bien quelques
coliques ; tantôt tout se réduit à un peu de
diarrhée qui fait place à une forte constipation ;
tantôt on n'éprouve que pendant un temps de
peu de durée une certaine diminution dans
l'appétit.

Il résulte de ce court exposé de symptômes,
que les troubles céphaliques précèdent ceux de
l'estomac, ce qui va nous servir à résoudre en
peu de mots la question posée au chapitre des
causes.

Des diverses théories émises pour expliquer le mal de mer.

KÉRAUDREN professe l'opinion que le cerveau dans l'acte du vomissement n'est affecté que d'une manière sympathique, et que l'impression produite dans les nerfs des viscères abdominaux constitue la cause des vomissements. Cette manière de voir paraît au premier abord satisfaire l'esprit; mais il nous a paru qu'elle péchait par l'expérience et par l'analogie. Cette dernière, en effet, nous dit que dans toutes les autres circonstances de mouvement, quand le vomissement a lieu, il est précédé par l'étourdissement et le vertige de la tête, c'est ce qui arrive pour la valse, pour la voiture, la charrette et la course décrite en forme de cercle. Et si , dans cès cas, le vomissement

n'arrive pas aussi fréquemment que quand on
s'expose à la mer, c'est parce qu'on n'est alors
en mouvement que quelques heures seulement,
après quoi on se livre au repos. L'expérience,
d'après l'exposé de nos symptômes, se pronon-
cerait contre cette manière de voir. Nous avons,
en effet, cru toujours remarquer le trouble du
cerveau comme étant antérieur à celui de l'estomac. On peut noter l'embarras de la tête sans
celui de l'estomac, mais je ne sache pas qu'on
ait observé ce dernier sans le premier, ce qui
prouve que de ces deux symptômes, le plus
essentiel, le plus indispensable, c'est bien la
lésion céphalique. D'ailleurs, si le ballottement
suffisait pour produire cette maladie des viscères, la course à cheval, à pied en ligne droite
où ces derniers sont bien plus désagréablement
secoués, devraient suffire à la développer.

*Parmi ceux, au contraire, qui rapportent tout
à la lésion cérébrale, les uns* la font dériver de

l'éblouissement de la vue : ceux-là ont tort, selon nous, de trop vouloir ; il y a du vrai dans cette explication; mais il est bien certain, d'un autre côté, que s'il suffisait de voir l'oscillation des vagues, ceux qui habitent les rivages maritimes devraient aussi être sujets au mal de mer.

Les autres la font dériver de l'afflux plus grand du sang vers le cerveau, lors de la descente du navire dans le tangage; ils s'appuient sur l'observation de ce qui se passe en pareil cas sur le baromètre; on voit alors, en effet, la colonne mercurielle de celui-ci monter de quelques lignes. Mais premièrement on ne saurait comparer les vaisseaux sanguins de l'homme à un tube inflexible; secondement, si cet afflux du sang vers le cerveau se produisait réellement, il devrait affecter d'une manière bien malheureuse nos intrépides aéronautes, quand ils reviennent si rapidement à terre ; on devrait, en outre, observer la coloration vermeille des joues et des lèvres dont la pâleur annonce que le sang, au lieu de s'y porter avec abondance, s'en est au contraire retiré.

LARREY et ses partisans ont voulu faire jouer le même rôle au sentiment de la peur, du danger ; mais s'il en était ainsi, pourquoi parmi nos vieux marins qui ont déjà fait plusieurs fois le tour de l'univers, et qu'on ne saurait accuser de se laisser influencer par la crainte, s'en trouverait-il parfois que le mal de mer n'épargne pas ?

Pour nous, quoique nous ayons combattu ces diverses opinions comme trop exclusives, nous ne les considérons pas comme dépourvues de toute parcelle de vérité. Aussi n'en rejettons-nous aucune à ce point de vue. Nous admettons bien l'influence fâcheuse et directe du ballottement sur l'estomac, nous admettons encore que ce dernier puisse agir sympathique-

ment sur le cerveau, mais nous pensons aussi
que cet effet n'a lieu qu'après l'action également
sympathique sur l'estomac, du cerveau lui-
même, dont la modification précède celle des
autres organes. Nous admettons bien que la lésion cérébrale se fasse en partie par le canal des
yeux ou d'une impression morale, débilitante,
etc...., mais nous admettons aussi qu'elle a lieu
pour une autre partie par la secousse qui porte
directement sur sa propre masse, comme cela
arrive, lorsqu'après s'être assis, on vient à imprimer à la tête des mouvements en divers sens,
les yeux étant d'ailleurs fermés ou bien ouverts.
En un mot, la lésion du cerveau constitue à nos
yeux la plus importante des causes du mal de
mer, *celle qui domine et précède les autres.* Voici
d'autres considérations à l'appui de cette manière de voir.

Il est d'observation que dans le mal de mer,
toutes les sensations sont perverties : n'est-il

pas alors rationnel de rechercher les causes de
cet état dans l'organe auquel les perceptions
se rapportent. Quel organe, en effet, étend
plus que le cerveau son action sur toute l'économie? En outre, les diverses causes auxquelles
on est exposé, agissent toutes d'une manière plus ou moins directe sur lui. Le regret
d'abandonner sa patrie, une foule d'émotions
dont on ne peut se défendre, le trouble de la
vue, l'oscillation continuelle des objets, la
chaleur qui darde sur la tête, la crainte qu'on
a de tomber, parfois les odeurs nauséabondes,
le ballottement des viscères dont le cerveau
perçoit la sensation; enfin, un mouvement
particulier dont l'action sur l'encéphale, quoique
inconnue, n'en existe pas moins, telles sont
les causes qui, jointes à celles déjà énumérées,
militent en faveur de notre manière de voir.

TRAITEMENT

DU MAL DE MER.

Le traitement du mal de mer doit être avant tout, à nos yeux, *prophylactique, préventif.* C'est à chercher à l'éviter que doit surtout s'attacher le médecin, chargé de veiller sur un bâtiment à la santé des passagers.

Y a-t-il un remède spécifique préventif de cette affection, comme il en existe pour la petite-vérole, pour la scarlatine ? La maladie, une fois déclarée, peut-on la combattre d'une manière sûre et certaine, comme on combat la fièvre intermittente au moyen de son spécifique, le quinquina ? Malheureusement non.

Mais de ce que la science ne peut guérir ou prévenir cette maladie par un remède introduit dans l'économie ou appliqué sous forme de topique, s'en suit-il qu'elle en soit réduite à se croiser les bras en sa présence ? Nous répondons que non.

La médecine hippocratique, celle qui puisait ses ressources dans la foule des moyens qu'offre l'hygiène, nous sera d'un grand secours. C'est en s'entourant de tous les soins prescrits par les notions de cette science, que l'on parviendra à se garantir de cette affection. Je conviens qu'il serait plus commode pour le médecin et pour le malade de n'avoir à faire qu'à un seul remède, lequel, une fois administré, les débarrasserait l'un et l'autre d'une foule de soins que notre attention ne doit pas négliger. Jusqu'à présent il n'a pu en être ainsi. La médecine allopathique qui depuis bien longtemps a entrepris la recherche du remède de cette maladie, a fait aveu de son impuissance. C'est ainsi qu'elle a conseillé, mais en vain, tantôt l'opium, tantôt l'éther sulfurique, tantôt le safran en emplâtre sur le creux épigastrique, tantôt les infusions de plantes aromatiques, etc. Qu'en résultait-il? c'est que quand on parvenait à calmer l'acte du vomissement, au moyen surtout de l'opium, qui pour un temps paralyse les contractions du ventricule digestif, on ne faisait qu'aggraver les souffrances du patient d'abord, puis ses vomissements.

Aussi, les plus sages en sont-ils arrivés à se croiser littéralement les bras en face d'une pareille affection; c'est ce que font presque tous les chirurgiens et médecins de la marine.

La médecine homœopathique serait-elle plus heureuse? Il nous paraît difficile que, dans cette circonstance, elle pût obtenir un succès com-

plet. D'ailleurs, consentirait-elle à voir là une
maladie, quand Hahnemann dit que les personnes qui vivent continuellement étiolées dans
des habitations malsaines, ne peuvent à la
rigueur être considérées comme malades, mais
seulement comme placées sans cesse dans des
conditions qui s'opposent à la santé pareille-
ment au cas actuel, et lesquelles il suffit
d'éloigner pour permettre à cette dernière de
reprendre son cours. Quoiqu'il en soit, il est
certain que si l'homœopathie ne pouvait radi-
calement guérir, elle éviterait au malade ces
douleurs insupportables que leur occasionnent
certains médecins, qui pour arrêter les vomissements ne font qu'engourdir pour un temps la
sensibilité stomacale; et il est permis de penser
qu'avec ses doses infinitésimales qui favorisent
les vomissements, comme on doit le faire
quand ils sont déclarés, elle soulagerait du
moins promptement et abrégerait ainsi le cours

de la maladie, en lui faisant parcourir plus rapidement ses périodes. Ces idées là ressortent
de son principe reconnu, d'ailleurs vrai par
beaucoup d'allopathes, et il est probable que
l'expérience les confirmerait; je ne puis, à ce
sujet, rien certifier par moi-même, mon expérience ne m'ayant rien appris, pas plus que
celle des auteurs, aucun d'eux, à ce que je
sache, ne s'étant occupé de la matière sous ce
point de vue.

*Pour nous, le traitement de cette affection doit
avoir en vue la maladie, premièrement avant
qu'elle ne soit déclarée, deuxièmement quand elle
est déjà confirmée. Dans le premier cas, il est
préventif; dans le second, il n'est que palliatif: il
ne saurait être curatif dans le sens que l'on a
l'habitude d'attacher à ce nom.* Voilà donc le
bilan thérapeutique de la science relativement
à cette maladie; nous pouvons la prévenir,
empêcher qu'elle n'éclate, mais une fois déclarée,

nous ne pouvons que fort peu de choses contre elle. Que ceux qui comptaient autrement sur les ressources médicales, se le tiennent pour dit.

1° Traitement préventif.

Comme nous l'avons déjà annoncé, ce sera à la vieille médecine hippocratique que nous demanderons des conseils, à cette médecine qui loin de ne voir comme aujourd'hui, dans toute maladie, que le dérangement d'un organe, faisait remonter celui-ci à une lésion de la force vitale, de laquelle relèvent toutes les fonctions, et qui conséquemment pour guérir, cherchait par toutes sortes de moyens, à placer cette force vitale dans les meilleures conditions hygiéniques, et à lui donner ainsi plus d'avantage et d'énergie, afin d'opérer la guérison du point lésé dans l'organisme. Cette médecine qui, dans un grand nombre de cas, peut suffire à elle seule, doit trouver ici , jusqu'à nouvel ordre , son utile application.

Le traitement préventif découle naturellement de ce que nous avons dit à l'article des causes. Pour l'établir, il suffit de se rappeler ce que nous avons dit à ce sujet , et l'on verra que les propositions suivantes n'en sont que des corollaires.

1° Puisque la maladie se développe d'autant plus rapidement que la mer est plus agitée, que le bâtiment est plus secoué ; puisque, quand la mer est calme, il n'est pas rare qu'on soit sain et sauf, tandis que par un temps où la mer est excessivement houleuse, on en est à peu près inévitablement atteint , il est évident que pour l'éviter, il faudra se soustraire autant que possible à l'effet de ces violentes secousses, et par conséquent *se placer dans le bâtiment au point qui y est le moins exposé* : cet endroit est , comme nous l'avons déjà dit , au centre du bâtiment.

2° *Le séjour sur le pont* a généralement réussi
à la plupart de ceux qui en ont usé ; on est
dans des conditions plus favorables en restant
sur ce dernier que dans la batterie. C'est là un
fait avéré par tous les auteurs, et nous pensons
que son explication se trouve dans les considérations suivantes.

Tout le monde sait, en effet, que quand on
est dans un air impropre, non renouvelé, d'une
mauvaise odeur, on éprouve comme un malaise
épigastrique et céphalique, on sent des nausées
et le vomissement peut en résulter ; quand quelqu'un se trouve mal, quand il a des maux de
cœur, qu'il tombe en syncope, il est d'usage
de lui donner le plus d'air possible en ouvrant
les portes et fenêtres. Eh bien ! c'est un effet
analogue qui se produit ici. Premièrement,
l'air sur le pont est d'une pureté que rien n'égale
sur nos côtes, on sent qu'il anime, qu'il
excite, qu'il vivifie ; indépendamment de cela,

4

l'espèce de tonification qui résulte de la per-
cussion qu'il produit sur tout notre extérieur ,
ne contribue pas peu à tenir éloignée l'affection
en question. Ce fait, que tout le monde reconnaît
unanimement, aurait dû, ce nous semble, en-
gager à prendre davantage en considération
cette série de causes , se rattachant uniquement
à l'hygiène, sur lesquelles nous nous sommes
appesanti, et faire voir que si la cause principale du mal de mer est dans le roulis et le
tangage, il en est une foule d'autres qui con-
courent puissamment, par leur réunion, à se-
conder le développement de cette maladie.

Les auteurs qui tiennent tant pour expliquer
la cause du mal de mer, à la comparaison du
bras de levier à l'extrémité duquel se passe la
plus grande quantité de mouvement, et qui
après avoir assimilé l'homme à une barre
inflexible, ne manquent pas de vous dire que
le cerveau est l'organe le premier affecté , parce

qu'il est placé au bout de la ligne, ne sont pas conséquents avec eux-mêmes quand ils conseillent le séjour sur le pont; car, il est évident que s'ils font rester le patient dans la batterie, le bras de levier au bout duquel est placé le cerveau sera moins long et que par conséquent ce dernier devra être moins affecté. Leur erreur, selon nous, est de vouloir attacher une trop grande importance à une seule cause.

Il va sans dire que le séjour sur le pont devra, les premiers jours, avoir son siége, soit qu'on promène, soit qu'on stationne debout ou assis, tout près du point central du bâtiment.

Il ne faudrait pas tomber dans une erreur préjudiciable; quand nous conseillons le séjour sur le pont, nous ne voulons pas dire par là qu'il faille y rester continuellement sans se permettre de jamais descendre dans la batterie. Nous pensons, au contraire, que l'on fera bien d'y descendre dans le fort de la chaleur, vers midi à deux heures, pour y prendre un peu de sommeil. On aura ainsi l'avantage d'éviter l'ardeur du soleil à une heure où la chaleur des rayons qui dardent sur la tête est extrêmement considérable ; on réparera, en outre., la déperdition des forces qui a lieu de tous côtés, par l'impression d'un nouvel air, d'une nouvelle température, d'objets nouveaux qui frappent notre vue, du régime, du changement complet d'habitudes, du malaise qu'on a quand on évite le mal de mer, enfin, par suite de ce dernier. On est en quelque sorte dans un état analogue, quoique plus faible, au nouveau-né, pour qui tout est changé quand il a vu le jour, et auquel il faut peu de temps après la naissance un sommeil réparateur pour faire face à la déperdition qu'il vient de faire sous l'influence de causes toniques, sans doute, mais qui pour un temps agissent en ébranlant profondément son organisme.

D'ailleurs, sous un ciel si beau et si pur, on se plaît le soir fort avant dans la nuit à contempler les astres ; on se couche tard par conséquent, et le matin de bonne heure on est réveillé par la vie active des marins qui font résonner le bâtiment et les cordages. En agissant ainsi, on pourra se donner la douce satisfaction de pouvoir se lever parfois en pleine nuit, afin d'admirer les cieux que tapissent une quantité innombrable de constellations.

Qnand on descend dans la batterie, on doit disposer son lit de manière à ce que la tête se trouve dirigée vers la ligne médiane du navire ; là, en effet, les mouvements sont un peu moins grands que du côté opposé. Quant à nous, nous avions, en agissant ainsi, l'avantage d'avoir la tête une idée plus élevée que les pieds, car, comme tout le monde sait, tous les planchers sont dans un bâtiment disposés en plan incliné, à cause de l'écoulement des eaux. Cet avantage paraît peu de chose aux yeux de ceux qui sont munis de tout chez eux ; mais pour nous, qui n'avions pas de superflu , c'était là un avantage qui par cela même avait son importance. La bienveillance des chefs de l'équipage fit , après les premiers jours, disposer tout autour quelques planches inclinées qui nous servirent d'oreiller et de traversin.

La manière dont sont disposés les lits , soit dans les navires de l'État , soit dans les navires marchands , est on ne peut plus vicieuse. Cette disposition péche sous deux points de vue : 1º au lieu d'être placés à l'extrémité du bâtiment, les lits devraient être plus rapprochés du centre , où nous avons vu que les secousses étaient moins violentes. Je n'ignore pas que la machine à vapeur empêche dans certains bâtiments de choisir le local le plus convenable ; il m'a paru , cependant, que pour les frégates, cela serait possible. Quant aux bateaux à vapeur

dont l'occupation continuelle est de transporter
uniquement des voyageurs, il est à regretter
que ce résultat ne puisse être obtenu; quoiqu'il en soit, il y a avantage à choisir les lits
les plus rapprochés du centre; 2° leur direction
est longitudinale et parallèle à la paroi externe
qu'ils touchent, au lieu d'être transversale, ce
qui serait préférable, attendu que la tête se
trouvant plus rapprochée de la ligne médiane,
serait moins secouée. En outre, à cause du
roulis pendant lequel l'inclinaison transversale
du bâtiment est bien plus prononcée que l'inclinaison antéro-postérieure lors du tangage, on
est de cette manière bien plus exposé à tomber
et à rouler hors de son lit.

3° *Des promenades sur le pont.* Il ne faut se
livrer à la promenade sur le pont que graduel-
lement; en user peu le premier jour, un peu
plus le second, et ainsi de suite; les faire de
courte durée chacune, et les renouveler plus
souvent si elles ne fatiguent pas.

Dans les premiers jours, l'endroit qu'on choisira de préférence devra être autant que possible circonscrit dans un espace assez limité autour du point le plus immobile.

La marche est fort pénible les premiers jours, et mérite que nous fixions un instant notre attention sur les difficultés qu'elle présente. La mer, même quand elle est agitée, a des moments où elle est relativement plus calme; ce sont ces moments qu'il faut choisir au commencement, pour s'exercer à la déambulation. Ce serait en vain que dans une bourrasque, on essaierait de maintenir l'équilibre en changeant de place, on ne réussirait qu'à chuter et par suite à se livrer au découragement. Soit qu'on stationne debout, soit qu'on promène (et alors il faut s'arrêter), quand arrive tout-à-coup un ébranlement du bâtiment, on doit écarter les jambes proportionnellement à l'étendue de ses oscillations, et placer la direction de leur écartement parallèle-

ment au sens du mouvement; ainsi, dans le
tangage leur écartement sera de la proue à la
poupe, dans le roulis d'un côté à l'autre. Cependant, comme il est rare que le roulis et le tangage ne soient pas plus ou moins combinés, il
est bon d'adopter souvent une position intermédiaire, afin de n'être surpris d'aucun côté. Une
fois les jambes éloignées, il ne faut pas suivre
l'impulsion qu'on reçoit du bâtiment, mais bien
se pencher un peu vers le côté élevé de ce
dernier, de manière à paralyser l'espèce de
projection en sens inverse qu'il produit sur
nous. En même temps le membre inférieur situé
du côté élevé du navire, bien qu'il doive
supporter le poids du corps, doit se plier d'une
quantité suffisante pour que le bord interne de
l'autre membre ne se détache pas complétement
du plancher. En agissant ainsi, la résultante du
poids du corps se trouve passer tout près du
bord interne du pied dont la jambe est pliée, et

un peu en dehors de ce bord, et par conséquent l'équilibre est stable. — Dans tous les cas, on doit faire de petits pas, avec prestesse et une certaine hardiesse ; une chaussure légère conviendra, tandis qu'il faudra éviter de porter des sabots.

J'ai remarqué que ceux qui les premiers jours se livraient trop aux promenades, ne faisaient pas aussi bien que ceux qui ne s'y livraient que peu à peu, de manière à éviter la fatigue et à pouvoir néanmoins faire en somme plus de chemin dans le même espace de temps. Marcher sur un bâtiment en pleine mer, est un apprentissage, de même que c'en est un pour l'enfant qui ne sait pas encore marcher à terre. Avec un peu de persévérance et de prudente sagesse, on y arrive bientôt, surtout si on sait choisir son moment, et les premiers jours, ne prolonger ses promenades qu'un peu en delà et en deçà du centre du mouvement. En prenant ces précautions, on se sent encouragé par leur utilité, et on ne tarde pas à s'acclimater à la marche et au séjour sur les extrémités du navire.

Cela est si vrai, qu'aux derniers jours de la traversée, il nous arrivait d'aller à la proue, uniquement pour savourer le plaisir qu'on ressent lors de l'ascension et de la descente rapides qui se passent sur une vaste échelle à cet endroit. On y éprouve mais en grand les mêmes sensations que quand on se fait bercer à la balançoire, et on peut à son aise contempler ces vastes montagnes d'eau qui, au moment où suspendues sur vos têtes, vous croyez qu'elles vont se détacher sur vos frêles machines, viennent majestueusement se briser à vos pieds en vastes et bruissants flocons d'écume blanche, et se répandre au large en immenses nappes plus éclatantes que la neige. A la vue de l'immensité des cieux, et des vastes plaines liquides en courroux, qui en se soulevant vous hissent en

un clin-d'œil au sommet des montagnes les plus
élevées pour vous lancer immédiatement après
avec la rapidité de la foudre, au bas des plus
profonds précipices; dans ces moments, où l'œil
cherche en vain dans le lointain, comme en un
point noir quelque voyageur égaré, et n'aper-
çoit que l'aile blanche du Goëland qui se débat
sur la vague, où l'oreille n'entend que le siffle-
ment des éléments, l'on se présente involon-
tairement à l'esprit l'arche sainte de Noé au
milieu du déluge et l'on cherche dans un coin
de cet émouvant tableau le rameau vert d'oli-
vier dans la bouche de la colombe. Qu'on est
heureux dans ces moments solennels de pouvoir
se trouver dans la tranquillité d'une âme, où
Dieu a caché le trésor de l'espérance ! alors où
rien ne s'interpose entre l'homme et son créa-
teur, et qu'on peut entendre son langage sans
l'intermédiaire d'une bouche étrangère, on
éprouve d'indiscibles jouissances, en sentant

de la main les battements tranquilles et calmes d'un cœur rassuré !

Quelques auteurs conseillent aux passagers de se promener continuellement ou à peu près. Pour eux la promenade est le remède souverain contre le mal de mer, en tant, cependant, qu'on la pratique sur le pont. D'autres frappés par la violence des douleurs que parfois on ressent dans cette maladie, n'ont pas hésité à donner pour conseil de rester pendant tout le temps de la traversée couché horizontalement dans un hamac.

Quant à cette dernière pratique, je ne saurais pour mon compte trop la blâmer, bien que je l'aie vue mise en usage en particulier par deux Girondins, dont l'un a cru avoir réussi par ce moyen à chasser le mal de mer, et l'autre à calmer des souffrances auxquelles cette maladie l'avait déjà livré. Quant à ceux qui n'en ont fait usage que pendant le sommeil, je n'ai pas remarqué qu'il produisit un effet sensible. Si on considère qu'en usant de ce moyen, on se soumet à la privation bien cruelle de renoncer à la vue d'un spectacle d'objets si nouveaux et si intéressants, que d'un autre côté en s'entourant des soins que j'ai indiqués dans ce travail, on évite d'une manière à peu près certaine le mal de mer, on n'hésitera pas à renoncer à une semblable position.

D'ailleurs, après tout, il ne faut pas croire que le mal de mer doive toujours mériter autant d'efforts pour être évité. Il est des médecins qui conseillent la navigation, comptant sur les bons effets de ce dernier dans des maladies rebelles à tous les moyens. GILCHRIST a publié un ouvrage très intéressant pour prouver que, dans certains cas, on pouvait en tirer un parti très avantageux. On comprend en effet que les puissantes secousses qu'il imprime à toute l'économie puissent réveiller une foule d'organes

engourdis, les tonifier, et produire un déga-
gement salutaire, en la débarrassant d'une grande
quantité d'humeurs. C'est ainsi qu'il est arrivé
à guérir bon nombre d'œdèmes, d'hydropisies,
de rhumatismes, de gouttes, de consomptions,
d'asthmes, de névroses, comme on peut le vé-
rifier dans son *Utilité des Voyages sur mer.*
Ce moyen, qui est trop négligé en France, n'agit
jamais seul.

La distraction qui résulte de l'habitation d'un
autre élément, la vue de nouveaux cieux, l'action d'un air différent, l'impression d'une chaleur
plus forte ; car, ordinairement on va d'un pays
plus froid dans un pays plus chaud, lorsqu'on
navigue comme moyen curatif, font subir à
notre organisme des modifications salutaires.
On éprouve sur le pont d'un bâtiment, par un
ciel pur, un bien-être inconnu aux gens qui
habitent l'intérieur des côtes ; un baume salutaire coule dans les veines ; le sang est rafraîchi,

des idées consolatrices remplissent la pensée ;
on est comme ravi en apercevant des constellations étrangères.

Les maladies qui tirent leur source d'une vie
succulente seront celles qui seront heureuse-
ment modifiées par la frugalité de la vie sur
mer. Les voyages sur cet élément offrent moins
d'embarras; par eux, on gagne plus vite les
contrées éloignées. Par terre, on reste plus
dans ses habitudes ; la nourriture est parfois
trop succulente. On modifie plus sûrement
l'organisme sur mer, et si on ajoute l'impression que fait éprouver la vue de végétaux,
d'animaux et de peuples inconnus, de mœurs
et de costumes différents, on ne balancera pas,
sous certains rapports, à les conseiller de préférence.

Un mot sur ce qu'il faut penser du moyen dia-
métralement opposé , les promenades presque
continuelles.

Notre ami le docteur PRIEUR , d'Auch , n'a
cessé de les préconiser pendant toute la traversée, et il va de soi que c'est surtout par l'exemple.
A n'en juger que par l'effet produit sur lui, on
serait forcé de conclure en leur faveur ; car il
n'a pas été atteint du mal de mer, pas plus que
quelques-uns de nos amis qui suivaient plus
particulièrement ses conseils , parmi lesquels
je citerai avec plaisir l'*avocat A.....* , *ex-rédac-*
teur en chef dans le Gers. Néanmoins, si mes
souvenirs sont fidèles , parmi ces derniers, un
grand nombre ont eu la maladie. Ainsi, le jeune
N....., publiciste de Paris, un négociant d'Auch,
dont le nom m'échappe en ce moment, et le sta-

5

tuaire Z....... qui déjà atteint du vomissement, eut à la suite d'une nouvelle promenade un autre accès si violent, qu'on put constater quelques parcelles d'un sang noir dans les matières de déjection. Quant à ma méthode, tous ceux de mes amis qui l'ont mise à temps à exécution, m'ont dit s'en être bien trouvés. Je citerai les suivants : M....., de Blaye, J....., de Bordeaux, F....., notaire, du Lot-et-Garonne, D...., idem, et G......, ex-rédacteur en chef dans le Gers. Théoriquement, cette manière de faire me paraît en rapport avec l'expérience. En effet, la cause déterminante du mal de mer gît dans les mouvements imprimés à notre corps par le roulis et le tangage : ce doit donc être à les prévenir que consiste l'art du médecin. Or, on les évite bien mieux en s'y habituant peu à peu, ainsi que je l'ai indiqué, qu'en usant de promenades trop tôt et en trop grande quantité : on ne réussit nécessairement de cette dernière manière qu'à se fatiguer, ce qu'avant tout il faut éviter. Ce ne sera qu'après un temps assez long, alors qu'on sera complétement aguerri, qu'on pourra suivre impunément la méthode des promenades presque continuelles. Nous pensons qu'entre cette dernière manière de faire et le coucher dans un hamac, il y a un juste milieu, celui que nous avons indiqué.

4° *Il faut éviter de fixer soit la mer, soit l'horizon*, parce que de leur apparition et de leur réapparition subites, résulte un éblouissement fort désagréable qui impressionne vivement le cerveau, en lui faisant éprouver comme des vertiges, qui ne tarderaient pas à amener les vomissements, si on y mettait de la persistance. Tout prouve, l'expérience et la théorie, que c'est la lésion du cerveau qui précède et amène ces derniers. Cette lésion se manifeste par les mêmes symptômes que ceux qu'amène la vue fixée sur des objets continuellement vacillants.

Il est donc rationel d'éviter la pénible sensation
qui en résulte, en retirant la vue de leur présence. Certes, il serait pénible de réduire le
champ visuel au point solide sur lequel on
voyage. Mais il n'en sera pas ainsi, si on sait
prendre les précautions suivantes. Ainsi, on
pourra plonger le regard dans le lointain au
moment où le rebord en forme de rampe qui
entoure le bâtiment aura dépassé d'une quantité assez forte le niveau de l'horizon, et il y
aura nécessité à le retirer un peu avant que ce
même rebord ne soit revenu se placer de niveau
avec l'horizon. Si l'on n'agit pas ainsi, il sem-
blera pendant la période d'abaissement que la
mer se dilate, se gonfle considérablement, qu'elle
se resserre dans le temps contraire, que l'horizon est mobile et fluctuant, et il en résultera
pour le cerveau une espèce de vertige qui prédispose singulièrement au vomissement. Il va
sans dire que ce qui précède ne s'applique

qu'aux moments de grande agitation de la mer, car aussitôt qu'elle sera calme, en s'approchant du rebord du bateau, et dirigeant ses regards vers le lointain, rien de semblable ne se manifestera. Au bout d'un temps plus ou moins long, suivant les perso nnes, o pourra négliger ces précautions, ainsi que le font les personnes qui ont une certaine habitude de la mer.

5° *Il faut éviter soigneusement ce que dans le monde on appelle un coup de soleil sur la tête*, et cela avec d'autant plus de précautions, qu'on doit se rappeler que l'affection en question débute par un malaise et une espèce de vertige céphaliques, que cet accident peut amener. On y réussira en ayant soin de se mettre à l'ombre sous la tente qu'on a coutume d'étendre sur le pont. Mais il arrive souvent qu'on ne la met pas assez tôt, ou que quand elle est placée, le soleil darde à l'endroit qu'on occupe; il faut alors ne pas rester longtemps assis dans la même situation, en changer bientôt, se promener et même descendre dans la batterie pendant quelques instants. Le chapeau de paille est d'une grande utilité dans ces circonstances.

6° *Il faut éviter de se refroidir.* On y est exposé quand on voyage sur mer, le soir et le matin surtout. Il fait souvent alors un vent très frais, même glacial s'il vient des régions boréales. On est étonné quand on voyage pour la première fois, de la différence de température qui règne entre le milieu du jour, les soirées, les nuits et les matinées. D'un autre côté, rien ne s'opposant à la libre circulation de l'air, on conçoit qu'une quantité considérable se trouvant en un moment donné en contact avec notre corps, peut en très peu de temps nous enlever une forte somme de chaleur. Dans la batterie, il existe aussi des courants d'air très sensibles, vu que l'air ne trouvant que quelques ouvertures pour se faire issue, s'y précipite rapidement. Dans le premier cas, il faudra avoir soin de se tenir boutonné quelle que soit la saison (lors des grands vents), l'habit seul devra varier; si on est dans une saison froide, il sera assez fort, et très léger si on est dans une saison chaude. Il y a un terme moyen qu'il faut savoir saisir, car si on sue et qu'il fasse grand vent, un refroidissement peut facilement survenir. Le soir et le matin on fera bien, si besoin est, de se vêtir un peu plus.

Le refroidissement à l'estomac est très essentiel à éviter; quand on en souffrira, on fera bien de se vêtir d'un gilet fermé qui descende bien bas : on boutonnera aussi le vêtement de dessus, et on se trouvera bien de tenir la main étendue à plat sur le creux épigastrique; on pourrait aussi apposer avec fruit sur la peau, au niveau du creux épigastrique, un morceau de flanelle.

Quant à ceux qui pourraient se trouver dans les mêmes conditions que nous, je les renvoie à ce que j'ai dit au chapitre des causes. J'ajouterai seulement qu'ils feront bien de se couvrir, pendant le sommeil de la nuit, toute la figure d'un mouchoir, afin d'éviter le contact trop immédiat de l'air avec les yeux, et le renouvellement trop rapide de celui qui pénètre dans les poumons. De cette manière, on lui donnera le temps de s'échauffer un peu et la différence de sa température et de celle de l'air qui en sort sera moins grande, ce que l'on doit rechercher quand on n'est pas habitué à respirer un air aussi vif que celui des mers. C'est dans le même but qu'on devra, autant que possible, chercher un endroit qui puisse protéger contre sa trop grande rapidité.

7° *Des qualités de l'air*. Les soins de propreté, les lavages, l'aération, l'ouverture des croisées sont des conditions de santé qu'on ne

saurait trop recommander. Les matières des
vomissements doivent être enlevées aussitôt
rendues. Dans les bâtiments, il doit y avoir,
même la nuit, un homme chargé de veiller à ce
qu'on fasse disparaître tout ce que les malades
rejettent de leur estomac, sans quoi l'air ne
tarderait pas être impropre à la res piration.
S'il ne fait pas trop mauvais, et qu'il n'y ait
pas d'inconvénient d'ouvrir un ou deux sabords
afin d'établir un courant d'air, on le fera;
quoiqu'on fasse, il est souvent bien difficile
d'enlever à l'air cette mauvaise odeur d'aigre,
nauséabonde, qui est si désagréable; on a beau
répandre des liqueurs aromatiques, faire brûler
du sucre où du genièvre, on parvient même
difficilement à la masquer d'une manière
grossière. Dans ce cas, il ne faut dormir qu'une
partie de la nuit, et établir la compensation,
en dormant un peu le jour sur le pont, où la
propreté est plus facile à obtenir. Quant à ceux

qui ont leur chambre particulière, c'est à eux
à surveiller à ce qu'elle soit très propre.

8° *Du régime.* Avant de s'embarquer, il est
bon de faire un repas modérément copieux.
S'il était sûr et certain que les vagues ne
fussent agitées qu'au bout d'un temps assez long,
on pourrait sans inconvénient en faire un très
copieux. Mais si par hasard, un quart d'heure
ou une demi-heure après le départ, le vent se
lève fort et violent, l'estomac fatigué par les
secousses du bâtiment sera inapte à terminer
la digestion des aliments, lesquels devenant
alors cause irritante, à la manière d'un corps
étranger, faciliteront le vomissement ; et une
fois la maladie déclarée, il faut qu'elle suive
son cours. Les repas subséquents devront varier
quant à la quantité, suivant la disposition du
moment.

Si l'appétit est bon, il faudra manger, mais
toujours en petite quantité ; je conseille de

s'arrêter avant la complète satisfaction de se dernier; mieux vaut rapprocher les repas, en faire un plus grand nombre en mangeant peu à chaque fois, que d'en faire peu et trop copieux. Le conseil est bon à suivre pour plusieurs raisons : celle déjà donnée trouve sa place ici ; en outre, survient-il un refroidissement, une céphalalgie, etc., voilà la digestion dérangée et l'estomac prédisposé au vomissement ; on comprend qu'alors moins l'estomac sera surchargé, plus vite il recouvrera ses fonctions normales.

Toutes sortes d'aliments ne conviennent pas : on devra donner la préférence à ceux qui sont légers, tels que les féculents, les salades, les viandes légères. Le vin doit être arrosé d'un peu plus d'eau que d'habitude. Sous le rapport des féculents, nous n'avions pas à nous plaindre de leur disette.

Quand on a des nausées, qu'on ressent des douleurs au creux épigastrique, on doit s'en tenir aux bouillons tièdes, et, dans certains cas à la diète. J'en dirai autant quand la céphalalgie existe. Dans tous les cas, ce que l'on mange ne doit pas être avalé, sans être parfaitement mastiqué. En évitant du travail à l'estomac, on le soulagera.

Il y a loin de ces sages préceptes aux recommandations des marins, qui conseillent aux malades de se bourrer de nourriture, et qui vu leur grande habitude des voyages, ont le talent d'exercer sur le passager une grande influence; on est, par cette raison, porté à croire qu'ils doivent savoir traiter cette maladie mieux qu'un homme de l'art. Je suis persuadé que leurs funestes conseils font plus de victimes que le mal de mer lui-même. Que dire de quelqu'un qui à la suite d'une indigestion, irait encore se gorger d'aliments; évidemment, il n'y pas plus d'absurdité d'un côté que de l'autre.

Cet usage de remplir l'estomac a trouvé un

prétexte qui est rationnel sans doute , mais qui
est mal interprété par les marins , dans le bien-
être qui résulte de l'ingestion d'aliments, lors des
vomissements pénibles d'un estomac vide. On
comprend que , dans certains cas , l'estomac
finisse par faire éprouver d'atroces douleurs à
force de n'exercer ses contractions que contre
ses propres parois , et qu'en y introduisant
quelque chose, il en résulte un soulagement
marqué ; mais il sera beaucoup mieux alors
d'user de quelques verres d'eau simple , ou d'une
infusion aromatique.

FODÉRÉ rapporte que les marins de la Médi-
terranée réussissent quelquefois à faire passer
le mal de mer avec une soupe à l'ail, et ceux de
l'Océan avec des aliments saupoudrés de poivre
et de piment d'Amérique, ou avec des liqueurs
fortes. Ce sont là des exemples qu'on se gardera
bien de prendre pour règle.

9° *L'homme intelligent et réfléchi a un grand*

avantage , celui de s'étudier , de se rendre compte de la marche de la maladie, d'assister, au moyen de l'attention , à la naissance des premiers symptômes , et de pouvoir ainsi parer de bonne heure à leur développement. C'est en effet une remarque importante , que celui qui sait analyser ses sensations , les voir poindre , peut y remédier bien mieux que celui qui ne les sent que quand déjà elles ont pris une certaine consistance.

Aussitôt donc que l'on souffrira un peu de la tête , on devra en chercher la cause , voir si cela provient d'une trop longue promenade sur le pont , d'une station sur place trop prolongée par un soleil brûlant , et s'occuper d'y porter remède immédiatement : ceci s'applique aussi aux douleurs d'estomac. Quand on souffrira de celui-ci, il faudra moins manger, se priver tout le temps qu'on s'en plaindra ; arroser le vin de beaucoup d'eau , surtout si on éprouve des nau-

sées et des aigreurs. Quand l'estomac est faible,
et qu'il semble qu'on s'en va, quelques pastilles
de menthe seront très avantageuses ; on flaire
aussi avec avantage, dans ces cas, l'odeur de
l'éther sulfurique. D'autres ont usé avec fruit,
dans ces circonstances , de quelques tranches
d'orange, quelques-uns du jus de citron qu'ils
suçaient de temps à autre. Beaucoup ont attri-
bué leur préservation au système Raspail. Il
est certain que l'aridité de la peau produite par
la ventilation continuelle qui resserre les pores
de la peau , doit être avantageusement com-
battue par les frictions camphrées qui dilatent
ces derniers, et en les tonifiant rétablissent les
fonctions du derme. Les molécules camphrées
absorbées, soit qu'on prise le camphre en poudre,
soit qu'on fume la cigarette Raspail, procurent
aussi par tout le corps un sentiment de fraîcheur fort agréable.

Quelques pastilles contenant de la magnésie

décarbonatée viendront avec beaucoup d'à-
propos en aide aux moyens indiqués, et seront
prises contre les aigreurs et la surabondance
des liquides gastriques qui quelquefois remon-
tent jusqu'au gosier. Les fameuses pastilles
contre le mal de mer, qui ont fait tant de
bruit il y a quelque temps, n'étaient, à ce
qu'il paraît, qu'un composé contenant un
principe analogue.

Quand on est atteint de constipation, il est
bon de prendre quelques lavements huileux :
on doit, dans ces cas, user de remèdes par bas,
et éviter, en ne faisant rien prendre par la
bouche, tout travail qui tendrait à fatiguer ce
dernier, lequel ne l'est déjà que trop.

10° LARREY considère le mal de mer comme
produit par une cause morale, puissamment se-
condée par une cause physique, les secousses
du bâtiment. Il a raison, et ce qui explique le
peu de malades pendant notre traversée, ce sont

le courage, l'énergie et la gaîté dont on fait preuve tous les passagers au nombre de quatre cents.

Ainsi donc, quand on fait une traversée, loin de soi la crainte, la peur du danger, les considérations timorées et l'affaissement produit par les causes morales débilitantes. Les rayons seuls de l'espérance doivent briller aux yeux du passager : aussi rapidement qu'un ouragan chasse devant lui les sombres nuages par un ciel pur, ainsi, il doit écarter de lui les noirs chagrins et le triste désespoir. On doit après tout s'abandonner à Dieu qui veille comme un bon père sur sa créature. Espérance et confiance, ce doit être le seul sentiment qui doit animer l'homme dans une pareille circonstance.

FODÉRÉ était si pénétré de cette vérité, qu'il voulait qu'à l'insu de tout le monde, il y eut sur chaque bâtiment de l'Etat un ou deux conteurs gagés par le commandant.

6

2° Traitement quand les accès de vomissement sont déclarés.

Le traitement curatif du mal de mer, en ce sens qu'un remède introduit dans l'économie ou appliqué à l'extérieur peut le supprimer, n'*existe pas;* et raisonnablement, il paraît difficile qu'il puisse exister, tant que la cause continue à agir.

Une foule de remèdes, de recettes particulières, d'arcanes patronés par les journaux, ont été dans ce but préconisés par quelques médecins, mais surtout par les pharmaciens. Nous ne pensons pas qu'ils puissent réaliser leurs belles espérances; fort heureux les malades quand ils n'en éprouvent qu'un effet qui se réduit à zéro. L'opium, qui procure une guérison apparente, en calmant les vomissements, sans calmer les nausées; le safran, l'éther sulfurique, etc., etc., sont dans ce cas.

Une fois déclarés, les vomissements ne doivent pas être étouffés au moyen de l'opium ou autres remèdes; il faut, au contraire, les favoriser au moyen de quelques tasses d'une infusion aromatique chaude. Le malade sera mis dans les conditions énumérées plus haut; il devra se résigner à la diète, et ne reprendre les aliments qu'avec gradation et beaucoup de précautions.

Certains auteurs voyant que la lésion encéphalique dominait parmi les symptômes du début, ont prétendu que *la position horizontale pouvait suffire* non seulement pour prévenir le mal de mer, mais encore pour l'enrayer une fois développé. Ce moyen ne me paraît pas mériter une importance aussi grande sous aucun de ces deux rapports. Le mal une fois déclaré, il peut bien mitiger les souffrances, mais il s'agit de savoir si elle en abrège le cours : c'est là ce que je ne crois pas. Un habitant de la Gironde qui se mit dans un hamac aussitôt après les premiers vomissements, et qui n'en bougea presque pas, parvint bien à modérer ces derniers, mais les nausées et le malaise général n'en persistèrent pas moins tout le reste de la traversée. Je suis persuadé que s'il eût renoncé comme tant d'autres à garder continuellement cette position, il aurait vomi un peu plus il est vrai, mais que le malaise et l'affaissement dans lequel il était plongé auraient disparu plus vite, et qu'en somme ses souffrances auraient été plus légères.

Je ne pense pas non plus que la position horizontale puisse prévenir la maladie ; ceux qui la préconisent considèrent que quand on est debout, le cerveau peut être envisagé comme placé à l'extrémité d'un levier, et par conséquent comme le point du corps le plus agité. Or, la question capitale consiste à savoir, si l'avantage produit par le raccornissement du prétendu levier n'est pas détruit et même plus qu'annulé par le désavantage qui résulte de cette même position horizontale. En effet, tout le monde sait que, dans cette situation, le sang n'ayant plus sa propre pesanteur à combattre, arrive, sous l'impulsion du ventricule gauche, avec plus de facilité et de force au cerveau, résultat que tend déjà à produire le mouvement du bâtiment. La théorie dit que c'est là ce qui doit arriver, et l'expérience vient le confirmer. Ainsi donc, pour moi, la position horizontale n'est acceptable que comme moyen à employer pour le moment, et pour rompre l'espèce de fatigue qui résulte de la monotonie d'une position longtemps prolongée ; quant à dire qu'elle offre l'avantage d'empêcher la pression de la moëlle allongée par les hémisphères cérébraux, nous pensons que c'est vraiment vouloir à tout prix trouver une explication dans la moindre des apparences. Comment admettre , en effet , que le cerveau puisse , par son poids , produire un résultat si sensible sur la moëlle allongée¦, quand on songe qu'elle est habituée à ce poids , comme les pieds sont habitués à supporter le poids du corps. On eût été bien plus avant dans le vrai , si on se fût borné à dire qu'une position¦trop longtemps prolongée de la station debout, finissait comme tout autre, par devenir intolérable.

Ainsi donc , la position horizontale, soit qu'elle ait lieu dans un lit ou dans un hamac, est à rejeter , parce que premièrement elle empêchera qu'on ne s'amarine jamais , qu'elle paralysera tous les bienfaits de la navigation ; puis secondement parce que avec la méthode exposée ici, on parvient assez facilement à éviter le mal de mer.

Un mot sur l'usage de la ceinture. Ceux qui n'ont vu dans le mal de mer qu'un dérangement des viscères abdominaux produit par leur ballottement, ont conseillé l'usage d'une ceinture. Un grand nombre d'entre nous en étaient munis. Je n'ai pas remarqué que le mal sévit d'une manière bien tranchée plutôt sur ceux qui n'en avaient pas, que sur ceux qui en avaient les reins ceints. Bien que je ne pense pas qu'on doive y attacher une si grande importance, je la crois cependant d'une utilité incontestable, par la chaleur agréable qu'elle entretient aux lombes et au creux épigastrique ; vu sa mobilité, on peut la faire monter ou descendre suivant qu'on ressent comme une sensation de froid plus ou moins haut. D'ailleurs, il y a loin de cette simple ceinture à celle du docteur LEGRAND ; et si la première est utile, on comprend que cette dernière est bien préférable, car elle se module sur toute la surface abdominale qu'elle comprime et soutient parfaitement ; *à priori*, tout porte à croire que les éloges qu'on en a faits sont mérités.

SUITES DU MAL DE MER.

Quand on a quitté la mer, il semble encore pendant quelques jours, que les objets environnants sont dans une oscillation semblable à celles des vagues. Cet effet se fait d'autant mieux sentir, qu'on est dans une plus grande obscurité; c'est ainsi qu'il est plus marqué la nuit que le jour, alors que les yeux, vu leur occlusion, ne peuvent redresser l'illusion qu'on éprouve.

———

Pour nous résumer en peu de mots, nous dirons que le mal de mer reconnaît deux sortes de classes de causes. La première, n'en contient qu'une seule espèce, ce sont le roulis et le tangage du navire. La seconde, au contraire, en renferme plusieurs, ce sont : la fixation des objets par la vue, l'influence d'un mauvais air, des refroidissements, d'une chaleur trop forte sur la tête, le défaut d'exercice, un régime mal entendu, l'état chagrin de l'esprit, etc. (en un mot, revoir pour cela notre travail).

Première espèce de causes. — Le roulis et le tangage : puisqu'ils sont la cause principale du mal de mer, il était naturel de chercher à se soustraire à leur influence ; on y réussira d'autant mieux qu'on se tiendra le plus loin possible de l'avant et de l'arrière du bâtiment, pour se rapprocher davantage du point central qui, dans certains navires, se trouve être au siége du tuyau à vapeur. C'est ici que viennent se ranger les préceptes que nous avons émis sur les promenades et sur l'usage de la ceinture que nous conseillons, surtout aux personnes qui ont l'abdomen développé.

7

Deuxième espèce de causes. — Elles n'agissent
que comme prédisposantes ; isolées, leur influence
est médiocre, mais réunies en faisceau, elles
constituent une puissance très forte et éner-
gique.

Il faudra donc :

Eviter de fixer les vagues et l'horizon, suivre,
quand on voudra regarder autour de soi, les
règles déjà formulées.

L'air étant, sous tous les rapports, meilleur
sur le pont, il faudra se tenir principalement
sur ce dernier à l'endroit indiqué.

L'exercice modéré étant utile, on fera de
temps en temps quelques tours de promenades
et on aura soin de ne pas négliger les règles
essentielles que nous avons tracées à ce sujet.

Le régime devra se plier aux circonstances.
Avant de s'embarquer, on fera un repas modérément copieux, pour les raisons ci-dessus
indiquées ; en thèse générale, on n'oubliera pas

qu'il faut manger peu dans les commencements, et arroser son vin de beaucoup d'eau. Quand l'estomac sera souffrant, on diminuera les vivres jusqu'à la diète, si le malaise stomacal est très prononcé ; les bouillons seuls suffiront dans quelques cas ; dans d'autres, la diète devra pour un temps être absolue.

Il est d'expérience que la chaleur soit du soleil, soit de la machine à vapeur, amène parfois un mal de tête qui prédispose singulièrement au mal de mer ; on aura donc soin de ne pas prendre ce qu'on appelle vulgairement un coup de soleil, et de fuir la chaleur du tuyau à vapeur.

Le refroidissement, soit général, soit de la tête, mais surtout de l'estomac, favorise la maladie ; il faudra donc éviter les courants d'air, et suivre les variations de température suivant les règles prescrites.

L'état de l'esprit influe sur le développement

de cette maladie, la gaîté éloigne cette dernière; il faudra donc chasser la peur, le sentiment du danger et le désespoir, etc.

Le lit à coucher devra être aussi près que possible du centre du bâtiment; sa longueur sera parallèle à la largeur du navire, et sa tête tournée vers la ligne médiane de celui-ci, etc. (Voir, pour les détails moins importants, ce qui précède).

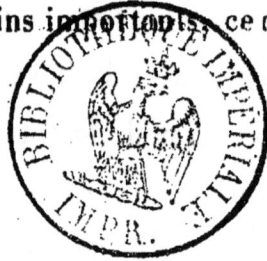

FIN.

www.ingramcontent.com/pod-product-compliance
Lightning Source LLC
Chambersburg PA
CBHW050602210326
41521CB00008B/1083